PARALLÈLE

DES

EAUX MINÉRALES PURGATIVES ÉTRANGÈRES

ET DE

L'EAU PURGATIVE

DE

VICHY

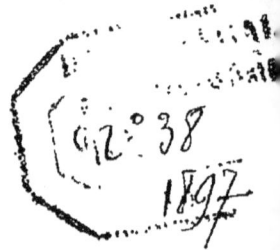

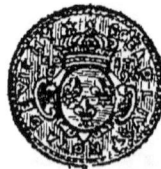

CLERMONT-FERRAND

TYPOGRAPHIE ET LITHOGRAPHIE G. MONT-LOUIS
Rue Barbançon, 2.

—

1897

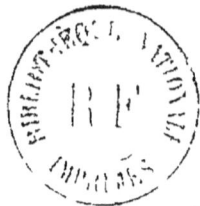

PARALLÈLE

DES

EAUX MINÉRALES PURGATIVES ÉTRANGÈRES

ET DE

L'EAU PURGATIVE

DE

VICHY

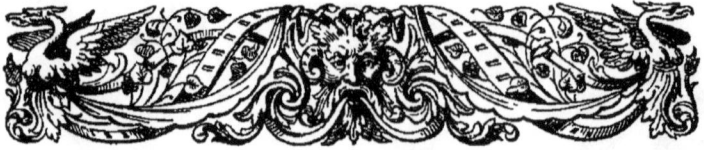

MONSIEUR LE DOCTEUR,

Ce parallèle des Eaux minérales purgatives étrangères et de l'Eau purgative de Vichy a surtout pour but d'appeler votre attention sur un produit français, le Vichy-Purgatif, déjà fort répandu dans certaines régions de France où il est très apprécié du corps médical.

Les nombreux témoignages de satisfaction qu'à la suite de son emploi, j'ai reçu d'un grand nombre de vos confrères, m'engagent et m'autorisent à vous le présenter et à venir vous prier de vouloir bien l'expérimenter et ensuite l'ordonner à vos clients et à vos malades.

Je serais très heureux, Monsieur le Docteur, si vous vouliez bien prêter quelques instants d'attention à cette courte étude que je prends la liberté de vous faire tenir, et noter aussi que je vous adresserai sur votre demande tous les échantillons du Vichy-Purgatif que vous pourrez désirer, convaincu à l'avance que vous n'aurez qu'à vous louer des essais que vous en ferez.

Veuillez agréer, Monsieur le Docteur, l'assurance de mes sentiments les plus distingués.

F. LAVERGNE,
Pharmacien de première classe,
4, place Rosalie, Vichy.

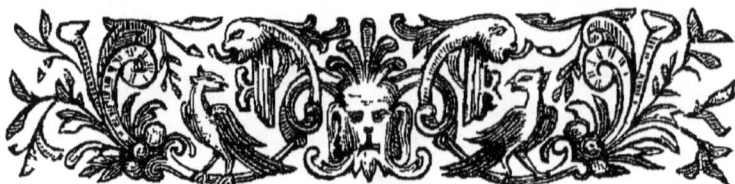

PARALLÈLE

DES

EAUX MINÉRALES PURGATIVES ÉTRANGÈRES

ET DE

L'EAU PURGATIVE

DE

VICHY

I

EAU PURGATIVE DE VICHY

OU VICHY — PURGATIF

Jusqu'au commencement de ce siècle les *Eaux de Vichy* étaient considérées comme des Eaux purgatives et diurétiques. Banc, Mareschal, Joly, Fouet, Chomel, Helvetius, Tardy et autres ne recherchaient dans la cure de Vichy et n'envisageaient dans le traitement thermal de leurs malades que les actions purgatives et diurétiques de ces sources. L'eau du *Grand Puy Quarré* et de la *Grande-Grille* étaient les moins purgatives, celle du *Gros-Boulet* était plus *pénétrante*, les *Célestins* fort diurétiques, l'eau des

Fontaines Gargniès purgeait plus fortement et poussait vivement par les selles et les urines, sans incommoder l'estomac ni la poitrine. On se rappelle la phrase de Madame de Sévigné parlant des Eaux de Vichy : « *J'en ai bu douze verres,* écrivait à sa fille » la spirituelle marquise, *elles m'ont un peu purgée,* » *c'est tout ce qu'on désire.* »

Aujourd'hui qu'on connaît mieux la composition complexe du type *Eau de Vichy,* la médication de cette Station Thermale n'est plus ce qu'elle était dans les siècles passés. Cependant, il arrive souvent qu'on a besoin, ici, d'avoir un dérivatif puissant du côté de l'intestin. On l'obtient très facilement en faisant prendre, dans un premier verre d'eau minérale de n'importe quelle source, une dose relativement faible de sulfates de soude ou de magnésie, ou mieux encore un mélange de ces deux sels.

Frappés des excellents effets purgatifs que le plus grand nombre des médecins de Vichy obtenait ainsi, il nous vint l'idée de créer l'*Eau purgative de Vichy* ou le *Vichy-Purgatif.* L'emploi de cette Eau purgative est aujourd'hui universellement accepté et a pris, dans ces derniers temps, un très grand développement, qui est dû, certainement, non-seulement à son action sûre, prompte et régulière, mais encore à ce qu'elle se boit sans répugnance, et aussi à la facilité avec laquelle elle est supportée par tous les estomacs, grâce à l'eau minérale naturelle qui entre dans sa composition.

La base de l'*Eau purgative de Vichy* est, il ne faut pas l'oublier, l'*eau minérale naturelle de Vichy,* tenant en dissolution un mélange de sulfate de soude et de sulfate de magnésie.

Il convient de rappeler, ici, les actions, bien connues, cependant, des sulfates de magnésie et de soude.

Le sulfate de magnésie est un purgatif doux, qui abaisse le pouls et la température, tout en élevant la pression du sang. C'est un puissant sédatif vasculaire et tempérant dans les fièvres, d'où son indication dans les maladies infectieuses, la fièvre typhoïde, le typhus, etc., etc. Aussi bien, du reste, que le sulfate de soude, il favorise l'absorption interstitielle en faisant le vide dans les vaisseaux ; il hâte la résorption de tous les épanchements, des hydropisies, des phlegmasies, etc.

Les purgatifs salins et c'est le cas de l'*Eau purgative de Vichy*, sont toujours indiqués quand il y a atonie des voies digestives ; ils réveillent l'appétit, facilitent les digestions et aident à l'exonération ; ils réussissent parfaitement dans la chlorose et le lymphatisme, dans la dyspepsie, l'embarras gastrique, les diarrhées catarrhales, ainsi que dans les troubles réflexes engendrés par ces états, la migraine, les névralgies diverses et les troubles lymphatiques.

L'usage des purgatifs salins en général et du sulfate de soude en particulier s'impose dans la *constipation* des personnes sédentaires, dans celle des gros mangeurs ou de ceux qui usent et abusent d'une alimentation recherchée ; dans le *catarrhe chronique de l'intestin* surtout quand il est accompagné de *resserrement* du ventre ; dans l'*obésité*, dans les *affections inflammatoires fébriles*, dans les *maladies du foie*, lorsqu'il est besoin d'obtenir une évacuation abondante de bile.

Le sulfate de soude est d'un usage courant dans la *dyssenterie ;* Fonssagrives l'a employé dans la *diarrhée chronique ;* Ziemssen le conseille dans l'*ulcère de l'estomac ;* enfin, Musatti l'a vivement recommandé dans les *catarrhes intestinaux* des enfants.

On le voit, *toutes les maladies qui sont tributaires des purgatifs salins sont également tributaires, d'une façon absolue, des Eaux de Vichy. Aussi cette association de l'eau alcaline naturelle de Vichy, avec les sulfates de soude et de magnésie donne à l'une, comme aux autres, une action toute*

spéciale qu'on chercherait, en vain, chez d'autres
purgatifs.

Nous devons ajouter que le goût amer et nauséeux
du sulfate de magnésie, disparaît complètement dans
l'*Eau purgative de Vichy ;* on ne retrouve que le
goût légèrement salé des Eaux de Vichy et du sulfate de soude, goût en partie masqué par le gaz acide
carbonique libre de l'eau minérale naturelle.

Il est, du reste, très facile de rendre le *Vichy-*
Purgatif agréable à prendre ; il suffit pour cela
d'exprimer, dans le fond du verre, un peu de jus de
citron, de verser par-dessus la quantité d'eau purgative à absorber, et d'avaler aussitôt, avant que le
dégagement abondant d'acide carbonique qui se produit ait cessé. Inutile d'ajouter que cet acide carbonique est engendré par l'action de l'acide citrique
sur le bicarbonate de soude de l'Eau de Vichy.

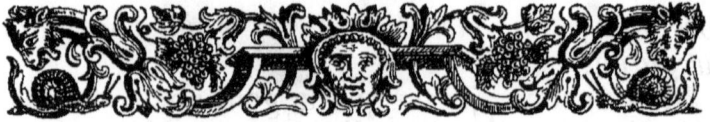

II

COMPOSITION DU VICHY-PURGATIF
ET MODE D'EMPLOI

Le *Vichy-Purgatif* est une solution de sulfates de magnésie et de soude dans de l'Eau minérale naturelle de Vichy qui est amicrobique, ainsi qu'on le sait depuis les travaux de Pasteur, alors, surtout, qu'on la puise, directement et dans certaines conditions, à son émergence.

L'embouteillage s'opère avec tous les soins que nécessite l'aseptie la plus rigoureuse après passage du liquide à travers une forte batterie de filtres Chamberland.

Analyse. — La composition du Vichy-Purgatif, rapportée à un litre est la suivante :

Bi-carbonate de soude		6ᵍ199
— potasse		0 123
— chaux		0 501
— magnésie		0 105
— protoxyde de fer		0 025
Sulfate de soude		60 285
Sulfate de magnésie		80 »»»»
Phosphate de soude		0 034
Chlorure de sodium		0 487
Chlorure de lithine		0 018
Arséniate de soude		0 002
Silice		0 018
Total des matières salines		147ᵍ977
Acide carbonique libre		1 797

Dosage. — Le Vichy-Purgatif est livré en bouteilles dont les capacités exactes sont *d'un 1/2 litre ;*

chacune d'elles représente donc, en ne tenant pas compte des sels propres à l'eau minérale naturelle qui lui sert de base :

$70\ g.\ de\ sels\ purgatifs\ dont \begin{cases} 30\ gr.\ de\ SO^3,\ NaO,\ 10\ HO. \\ 40\ gr.\ de\ SO^3,\ MgO,\ 7\ HO. \end{cases}$

ou *14 gr.* de sels purgatifs par *100 centimètres cubes.*

Mode d'emploi. — L'Eau purgative de Vichy comme les autres Eaux purgatives quelles qu'elles soient, se prend généralement à jeun par *verre à Madère*, par *verre à Bordeaux* ou par *grand verre.*

Le verre à Madère contient environ 10 gr. de sels purgatifs ; le verre à Bordeaux en contient 15 gr. et le verre à vin moyen, en contient 30 gr.

Un seul verre à Madère ou à Bordeaux suffit en général pour produire un *bon effet laxatif.*

On obtient une *purgation complète* dans la généralité des cas avec un grand verre de purgatif et même quelquefois avec un verre à Bordeaux.

Avantages du Vichy-Purgatif. — En résumé, le Vichy-Purgatif possède sur les autres eaux purgatives dites naturelles les avantages suivants :

1º Son dosage est toujours le même;

2º Son action et ses effets sont sûrs et réguliers;

3º Il se prend facilement sans produire de répugnance ;

4º Il purge sous un petit volume sans nausées ni coliques;

5º Sa digestion et son absorption sont des plus rapides, grâce à l'Eau minérale naturelle qui est sa base;

6º Son aseptie est complète, sa limpidité parfaite, sa conservation indéfinie.

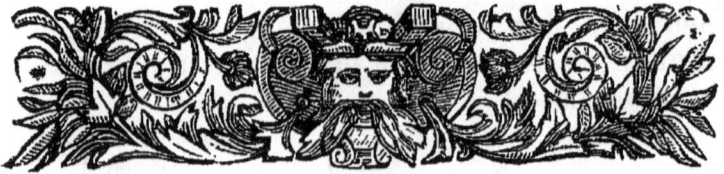

III

LES EAUX PURGATIVES ÉTRANGÈRES
A L'ACADÉMIE DE MÉDECINE

Nous citons textuellement une discussion qui a eu lieu à l'Académie de Médecine, le 14 juin 1892, et qui éclairera certainement le corps médical sur l'importance qu'il devra attacher à l'adjectif *naturelles* appliqué aux eaux purgatives étrangères.

La Commission des Eaux minérales concluait au rejet d'une demande en autorisation d'exploiter une source de *Friedrichshall* et réclamait un second prélèvement.

M. Armand Gautier. – A propos des conclusions de la Commission relative aux eaux minérales de Friedrichshall, je demande à l'Académie de me permettre de faire remarquer *qu'un grand nombre d'eaux minérales sulfatées magnésiennes, allemandes ou bohémiennes, sont obtenues au moyen de sondages artificiels, et lavages des terrains salifères sous-jacents par introduction d'eaux de la surface à travers le trou de sonde. D'autres, comme certaines eaux espagnoles, sont faites par dissolution directe des sels purgatifs naturels, préalablement extraits de la couche salifère.*

Lorsque ces eaux sont suffisamment saturées, on les soutire au moyen de pompes ; on s'assure que le degré aérométrique voulu est atteint et on les met en bouteilles.

On voit qu'avec cette manière d'opérer, il est difficile d'obtenir des eaux minérales d'une composition toujours constante, telles que celles qu'entend approuver l'Académie. Il est évident, en effet, qu'à mesure que les couches salifères se dissolvent, de nouvelles se présentent et que leur composition change généralement plus ou moins de couche en couche.

Enfin, les eaux superficielles introduites dans les trous de sonde ou qui servent à dissoudre ces sels, apportent avec elles leurs *microbes* qui altèrent ces eaux et leur confèrent des propriétés variables.

Je ne pense donc pas qu'il suffise que la Commission demande pour s'éclairer un nouveau prélèvement des eaux de Friedrichshall. Je crois qu'il convient, avant toute décision, de demander à la Société pétitionnaire des eaux en question, et aux autorités compétentes du pays, un rapport complet sur la production et la récolte de ces eaux purgatives.

M. Albert Robin, *rapporteur*. — La Commission se préoccupe depuis longtemps de la question que vient de soulever M. Armand Gautier. Elle se montre très sévère en général à l'égard des divers dosages fournis par les intéressés, et c'est pourquoi elle demande que les prélèvements qui lui sont envoyés pour ses analyses de contrôle, soient faits au griffon même de la source.

M. Armand Gautier. — Il n'y a pas de griffons pour ces eaux.

M. Albert Robin, *rapporteur*. — C'est précisément pour cela qu'elle le demande, afin d'éviter qu'on ne lui envoie des échantillons d'eaux plus ou moins concentrées, ou quelquefois additionnées de sels.

M. le Président. — La Commission et l'Académie me semblent dès maintenant approuver la proposition de M. Armand Gautier; mais je crois indispensable d'en renvoyer l'examen à la Commission permanente des eaux minérales pour en faire l'objet d'un rapport spécial devant l'Académie.

M. Armand Gautier. — J'accepte parfaitement ce renvoi.

M. Constantin Paul. — Ce ne sont pas les eaux provenant de sondages artificiels; mais encore toutes les eaux provenant de l'étranger qui sont modifiées et altérées depuis leur sortie de la source. Aussi la Commission permanente des eaux minérales s'empressera-t-elle d'examiner la proposition de M. Armand Gautier, en la généralisant sans doute davantage. *(Bulletin de l'Académie de médecine* n° 24 séance du mardi 14 Juin 1892).

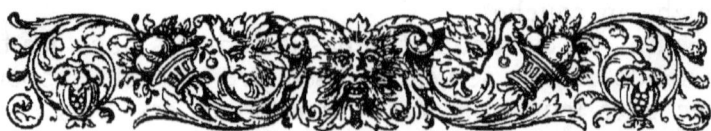

IV

LES EAUX PURGATIVES ESPAGNOLES
DEVANT LE PARLEMENT FRANÇAIS

Nous trouvons dans le compte-rendu officiel de l'interpellation adressée le 14 mai 1895 à M. le Ministre de l'Intérieur par M. le Docteur Chassaing, député de Paris, le passage suivant que nous livrons aux méditations du Corps médical sans y ajouter aucun commentaire :

Enfin, Messieurs, les eaux françaises sont soumises à un régime excessivement sévère. Les eaux étrangères sont-elles soumises au même régime ? Elles le devraient; les conclusions de l'Académie que je vous lisais au début de cette interpellation, comprennent aussi bien les eaux étrangères que les eaux françaises. Or, les eaux étrangères, *notamment celles d'Espagne*, n'observent aucune des prescriptions imposées aux eaux françaises.

Il y a trois ans, sur la demande expresse de l'inspecteur du département de la Seine, M. de Pietra-Santa, le propriétaire de l'eau de Rubinat. M. X.., reçut l'ordre de se soumettre au régime français, c'est-à-dire d'embouteiller sur place ses eaux avant de les introduire en France. Cet ordre n'a jamais été exécuté, M. X.. ayant trouvé un protecteur influent et puissant dans un homme dont on constate à chaque instant, en ces matières, la toute-puissance presque absolue et qui semble être le véritable directeur de l'assistance et de l'hygiène publiques : c'est l'administrateur délégué de la riche Compagnie de Pougues-Saint-Léger.

L'arrêté ministériel qui obligeait Rubinat à se mettre en règle ne fut jamais appliqué, parce qu'il eût fallu l'appliquer également à l'eau de Carabana, qui appartient, elle, à la société de Pougues-Saint-Léger.

Le propriétaire de l'eau de Rubinat obtint un délai de six mois pour se conformer aux ordres reçus ; ce délai lui fut renouvelé, puis il fut autorisé jusqu'à nouvel ordre à laisser entrer ses eaux comme il faisait auparavant.

C'est ainsi qu'alors que les eaux françaises doivent être embouteillées à la source et sont soumises à des exigences et à des conditions de plus en plus sévères — vous le voyez par les nombreuses circulaires qui règlent la matière — les eaux étrangères entrent en France, quand elles n'y sont pas fabriquées de toutes pièces, sans même être embouteillées.

L'eau de Rubinat arrive en tonneaux à Marseille, celle de Carabana arrive en bonbonnes à Paris, l'eau de Villacabras dans des récipients quelconques à Lyon.

Voilà, Messieurs, l'impartialité de la Direction de l'assistance et de l'hygiène publiques !

Sans soustraire nos eaux minérales françaises dont le renom est si grand aux obligations sérieuses qui les garantissent contre toute suspicion, ne devrait-on pas imposer les mêmes prescriptions à ces eaux étrangères qui entrent en France sans contrôle et font concurrence à nos produits au détriment de la santé publique. *(Journal officiel* n° 132 du mercredi 15 mai 1895).

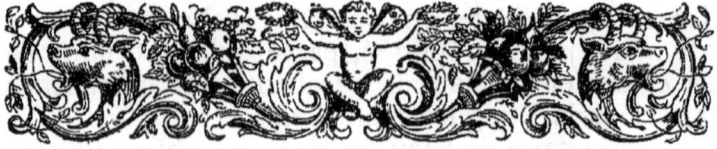

V

UN VOEU

DU CONGRÈS INTERNATIONAL D'HYDROLOGIE

La *République française* du mardi 17 décembre 1895 publiait l'article suivant :

L'INDUSTRIE DES EAUX MINÉRALES

Il paraîtrait oiseux d'avoir à démontrer que les produits français doivent être traités dans notre pays sur le même pied que les produits étrangers. Et, cependant, nous avons fréquemment à démontrer que cette égalité n'existe pas. Voici encore une nouvelle preuve des singuliers errements qu'on cherche à introduire ou à maintenir chez nous.

A la suite d'une interpellation de M. Chassaing, député, sur le régime imposé aux Eaux minérales françaises, comparativement aux Eaux étrangères, le Ministre de l'Intérieur a consulté l'Académie de médecine sur la question de savoir s'il y a lieu d'exiger que les Eaux minérales soient embouteillées, c'est-à-dire mises en bouteilles à la source même.

Dans sa séance du 19 novembre, l'Académie de médecine a été saisie d'un rapport qu'elle a approuvé, de sa Commission permanente des Eaux minérales. En voici les conclusions, qui sont devenues celles de l'Académie elle-même ; nous les empruntons à son Bulletin officiel :

« Pour toutes les Eaux minérales françaises, l'embouteillage doit être fait à la source même.

» Pour les Eaux minérales étrangères, il y a lieu de distinguer entre celles qui sont et celles qui ne sont pas altérables par le transport.

» Les Eaux minérales de la première catégorie ne doivent être admises à pénétrer sur le territoire français qu'embouteillées et accompagnées d'un certificat d'origine, visé par le consul de France et constatant que l'embouteillage a été fait à la source même.

» Les Eaux de la seconde catégorie peuvent être admises à être introduites en tonneau ou autrement.

» L'autorisation pour chaque source doit être délivrée par M. le Ministre de l'Intérieur après avis de l'Académie de médecine. Le pétitionnaire fera connaître dans sa demande le lieu et les conditions de l'embouteillage. Il est désirable qu'en accordant l'autorisation, M. le Ministre de l'Intérieur prenne des dispositions permettant à l'autorité publique de surveiller l'embouteillage ».

Il y a, dans ces conclusions une injustice flagrante qui met l'industrie française des Eaux minérales dans un état d'infériorité notoire vis-à-vis de l'industrie étrangère. Cette injustice a échappé évidemment à l'Académie de médecine ; elle n'en existe pas moins.

L'industrie française ne réclame pas contre l'embouteillage à la source, car elle considère que c'est la seule garantie de pureté et d'authenticité. Mais elle a le droit de demander que ce règlement soit appliqué aux eaux étrangères ; autrement, on donne à celles-ci des facilités et des économies de transport qui leur assurent des avantages très sérieux au détriment de l'industrie française.

Ces réclamations sont absolument légitimes. Aussi espérons-nous que le Ministère de l'Intérieur ne suivra pas les suggestions de l'Académie de médecine pour des mesures d'ordre exclusivement commercial.

Nous n'insistons pas sur les judicieuses critiques qu'on vient de lire. Le Congrès international d'hydrologie, de climatologie et de géologie, s'y est d'ailleurs associé en votant à l'unanimité dans sa session de 1896, le vœu suivant, qui est la meilleure des réponses aux conclusions adoptées par l'Académie de médecine et sur lesquelles, il est permis de l'espérer, la docte Assemblée pourra prochainement revenir :

« Le Congrès international d'hydrologie, de climatologie et de géologie, considérant qu'il n'y a pas lieu d'établir une différence de régime, au point de vue de l'embouteillage et du transport, entre les Eaux minérales françaises et les Eaux minérales étrangères, émet le vœu que toutes les Eaux minérales françaises ou étrangères dont la vente est autorisée en France soient traitées au point de vue de l'embouteillage et du transport sur le même pied et d'après les mêmes règles administratives. »

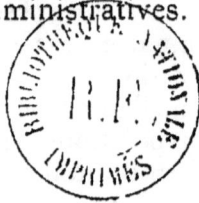

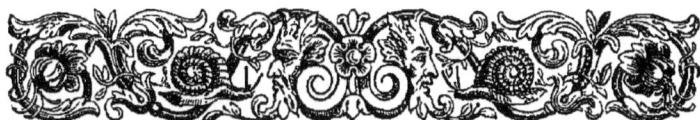

VI

LES ADVERSAIRES DU VICHY-PURGATIF

Le *Petit Journal*, dans son numéro du 29 octobre 1896, publiait, à sa quatrième page, l'annonce suivante :

AVIS IMPORTANT

La Compagnie fermière des Sources de Vichy : Célestins, Grande-Grille et Hôpital, propriété de l'Etat, a l'honneur d'informer le public qu'il n'y a pas de source naturelle purgative à Vichy et qu'elle est absolument étrangère aux produits purgatifs artificiels qui pourraient être présentés sous son nom.

Mais cela n'était pas suffisant. Moins d'un mois après la publication de cette annonce, la Compagnie fermière de l'Etablissement thermal de Vichy adressait au corps médical de France la lettre qui suit que nous reproduisons textuellement :

COMPAGNIE FERMIÈRE
de
L'ÉTABLISSEMENT THERMAL
de
VICHY
—
Propriété de l'État.

Paris, le 26 novembre 1896.

MONSIEUR LE DOCTEUR,

Répondant à la demande qui nous a été faite par plusieurs de vos confrères, nous avons l'honneur de vous informer :

Qu'il n'y a pas de source purgative naturelle à Vichy ;

Que notre Compagnie est absolument étrangère aux produits fabriqués qui pourraient vous être offert sous ce nom.

Nous vous serions même très obligés de bien vouloir nous signaler les propositions qui pourraient vous être faites sous le couvert de notre Compagnie.

Toujours à votre entière disposition.

Agréez, Monsieur le Docteur, l'expression de nos sentiments distingués.

COUBAND.

Nous ne savons si cette Compagnie fermière a reçu des docteurs auxquels elle s'adressait, beaucoup de renseignements sur les propositions qui pouvaient leur être faites ; mais ce dont nous sommes sûrs, c'est que grand nombre ont tenu à protester contre l'acte qu'on leur demandait d'accomplir et qu'ils l'ont fait tous, ou presque tous, en nous envoyant les originaux des lettres qu'ils avaient reçues et qu'il leur répugnait de garder chez eux.

Mais, dira-t-on, pourquoi cette lutte, pourquoi cette opposition ?

Pourquoi ? Parce que, sans doute, le succès qu'a obtenu, dès sa naissance, notre produit, fait ombrage à la Compagnie fermière de Vichy, qui aspire à tous les monopoles et surtout à celui du nom de Vichy.

N'a-t-elle pas prétendu, dans un récent procès où elle avait mis notre produit en cause, nous faire interdire par justice de lui donner le nom de *Vichy-Purgatif* ou *Eau purgative de Vichy*, sous lequel il a été présenté au public ?

Mais elle a vu repousser cette prétention par un jugement de la 1re Chambre du Tribunal civil de la Seine, en date du 25 avril 1895, *passé en force de chose jugée*, qui constate *notre droit absolu et exclusif à cette dénomination*.

Voilà le secret de cette lutte sourde que nous

dévoilons aujourd'hui et sur laquelle nous appelons toute l'attention du corps médical.

Le Vichy-Purgatif, *que seuls nous avons le droit d'exploiter et de vendre*, est sùrement un concurrent dangereux pour toutes les eaux étrangères purgatives qui se débitent actuellement en France.

Nous n'en voulons pour preuve que l'acharnement que l'on met à l'attaquer de tous côtés et de toutes manières.

On ne peut envier que ce qui est au-dessus de soi ; si le Vichy-Purgatif a eu tant d'envieux, s'il a fait naître tant de désirs, s'il est combattu à outrance par ses concurrents, c'est qu'il est au-dessus de tous ceux-là, c'est-à-dire qu'il est aujourd'hui le premier purgatif du monde.

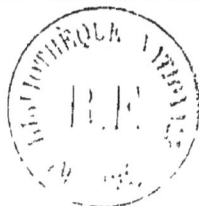

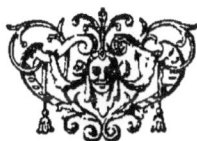

Clermont-Fd. — Imp. G. Mont-Louis.